Libro de registro de la manga gástrica

Este libro pertenece a:

Este libro le ayudará a realizar un seguimiento de su dieta diaria, sus emociones, la ingesta de vitaminas y suplementos, los patrones de sueño, la ingesta de proteínas, el consumo de agua y mucho más.

Libro de registro de la manga gástrica

Fecha: / /

Peso

Consumo de agua
1 Taza = 8 OZ

Medicamentos/suplementos

	bajo	medio	alto
Calidad del sueño	○	○	○
Nivel de energía	○	○	○
Nivel de actividad	○	○	○

Mi estado de ánimo mal ○○○○ normal ○○○○ bien ○

Ejercicio

Notas, objetivos, acontecimientos diarios

Registro de alimentos

Alimentación	Tiempo	Inmediatamente	Después de 1 hora	Después de 3 horas

Realice un seguimiento de su dieta, estado de ánimo, comidas, calorías, medicamentos/suplementos, ejercicio, peso y cirugía de bypass gástrico.

Libro de registro de la manga gástrica

Fecha : / /

Peso

Consumo de agua
1 Taza = 8 OZ

Medicamentos/suplementos

	bajo	medio	alto
Calidad del sueño	○	○	○
Nivel de energía	○	○	○
Nivel de actividad	○	○	○

Mi estado de ánimo mal — normal — bien
○○○○○○○○○

Ejercicio

Notas, objetivos, acontecimientos diarios

Registro de alimentos

Alimentación	Tiempo	Inmediatamente	Después de 1 hora	Después de 3 horas

Realice un seguimiento de su dieta, estado de ánimo, comidas, calorías, medicamentos/suplementos, ejercicio, peso y cirugía de bypass gástrico.

Libro de registro de la manga gástrica

Fecha : / /

Peso

Consumo de agua

1 Taza = 8 OZ

Medicamentos/suplementos

	bajo	medio	alto
Calidad del sueño	○	○	○
Nivel de energía	○	○	○
Nivel de actividad	○	○	○

Mi estado de ánimo mal ○○○○○○○○○ bien (normal)

Ejercicio

Notas, objetivos, acontecimientos diarios

Registro de alimentos

Alimentación	Tiempo	Inmediatamente	Después de 1 hora	Después de 3 horas

Realice un seguimiento de su dieta, estado de ánimo, comidas, calorías, medicamentos/suplementos, ejercicio, peso y cirugía de bypass gástrico.

Libro de registro de la manga gástrica

Fecha: / /

Peso

Medicamentos/suplementos

Consumo de agua
1 Taza = 8 OZ

	bajo	medio	alto
Calidad del sueño	○	○	○
Nivel de energía	○	○	○
Nivel de actividad	○	○	○

Mi estado de ánimo — mal ○○○○ normal ○○○ bien ○○

Ejercicio

Notas, objetivos, acontecimientos diarios

Registro de alimentos

Alimentación	Tiempo	Inmediatamente	Después de 1 hora	Después de 3 horas

Realice un seguimiento de su dieta, estado de ánimo, comidas, calorías, medicamentos/suplementos, ejercicio, peso y cirugía de bypass gástrico.

Libro de registro de la manga gástrica

Fecha: / /

Peso

Consumo de agua
1 Taza = 8 OZ

Medicamentos/suplementos

	bajo	medio	alto
Calidad del sueño	○	○	○
Nivel de energía	○	○	○
Nivel de actividad	○	○	○

Mi estado de ánimo mal — normal — bien
○○○○○○○○○

Ejercicio

Notas, objetivos, acontecimientos diarios

Registro de alimentos

Alimentación	Tiempo	Inmediatamente	Después de 1 hora	Después de 3 horas

Realice un seguimiento de su dieta, estado de ánimo, comidas, calorías, medicamentos/suplementos, ejercicio, peso y cirugía de bypass gástrico.

Libro de registro de la manga gástrica

Fecha: / /

Peso

Consumo de agua
1 Taza = 8 OZ

Medicamentos/suplementos

	bajo	medio	alto
Calidad del sueño	○	○	○
Nivel de energía	○	○	○
Nivel de actividad	○	○	○

Mi estado de ánimo mal ○○○○ normal ○○○ bien ○○

Ejercicio

Notas, objetivos, acontecimientos diarios

Registro de alimentos

Alimentación	Tiempo	Inmediatamente	Después de 1 hora	Después de 3 horas

Realice un seguimiento de su dieta, estado de ánimo, comidas, calorías, medicamentos/suplementos, ejercicio, peso y cirugía de bypass gástrico.

Libro de registro de la manga gástrica

Fecha : / /

Peso

Consumo de agua
1 Taza = 8 OZ

Medicamentos/suplementos

	bajo	medio	alto
Calidad del sueño	○	○	○
Nivel de energía	○	○	○
Nivel de actividad	○	○	○

Mi estado de ánimo — mal ○○○○ normal ○○○ bien ○○

Ejercicio

Notas, objetivos, acontecimientos diarios

Registro de alimentos

Alimentación	Tiempo	Inmediatamente	Después de 1 hora	Después de 3 horas

Realice un seguimiento de su dieta, estado de ánimo, comidas, calorías, medicamentos/suplementos, ejercicio, peso y cirugía de bypass gástrico.

Libro de registro de la manga gástrica

Fecha : / /

Peso

Consumo de agua
1 Taza = 8 OZ

Medicamentos/suplementos

	bajo	medio	alto
Calidad del sueño	○	○	○
Nivel de energía	○	○	○
Nivel de actividad	○	○	○

Mi estado de ánimo mal ○○○○○○○○○ bien (normal)

Ejercicio

Notas, objetivos, acontecimientos diarios

Registro de alimentos

Alimentación	Tiempo	Inmediatamente	Después de 1 hora	Después de 3 horas

Realice un seguimiento de su dieta, estado de ánimo, comidas, calorías, medicamentos/suplementos, ejercicio, peso y cirugía de bypass gástrico.

Libro de registro de la manga gástrica

Fecha : / /

Peso

Consumo de agua

1 Taza = 8 OZ

Medicamentos/suplementos

	bajo	medio	alto
Calidad del sueño	○	○	○
Nivel de energía	○	○	○
Nivel de actividad	○	○	○

Mi estado de ánimo mal ○○○○○○○○○ bien (normal)

Ejercicio

Notas, objetivos, acontecimientos diarios

Registro de alimentos

Alimentación	Tiempo	Inmediatamente	Después de 1 hora	Después de 3 horas

Realice un seguimiento de su dieta, estado de ánimo, comidas, calorías, medicamentos/suplementos, ejercicio, peso y cirugía de bypass gástrico.

Libro de registro de la manga gástrica

Fecha : / /

Peso

Consumo de agua
1 Taza = 8 OZ

Medicamentos/suplementos

	bajo	medio	alto
Calidad del sueño	○	○	○
Nivel de energía	○	○	○
Nivel de actividad	○	○	○

Mi estado de ánimo mal normal bien
○○○○○○○○○

Ejercicio

Notas, objetivos, acontecimientos diarios

Registro de alimentos

Alimentación	Tiempo	Inmediatamente	Después de 1 hora	Después de 3 horas

Realice un seguimiento de su dieta, estado de ánimo, comidas, calorías, medicamentos/suplementos, ejercicio, peso y cirugía de bypass gástrico.

Libro de registro de la manga gástrica

Fecha : / /

Peso

Consumo de agua
1 Taza = 8 OZ

Medicamentos/suplementos

	bajo	medio	alto
Calidad del sueño	○	○	○
Nivel de energía	○	○	○
Nivel de actividad	○	○	○

Mi estado de ánimo — mal ○○○○○○○○○ bien (normal)

Ejercicio

Notas, objetivos, acontecimientos diarios

Registro de alimentos

Alimentación	Tiempo	Inmediatamente	Después de 1 hora	Después de 3 horas

Realice un seguimiento de su dieta, estado de ánimo, comidas, calorías, medicamentos/suplementos, ejercicio, peso y cirugía de bypass gástrico.

Libro de registro de la manga gástrica

Fecha: / /

Peso

Consumo de agua
1 Taza = 8 OZ

Medicamentos/suplementos

	bajo	medio	alto
Calidad del sueño	○	○	○
Nivel de energía	○	○	○
Nivel de actividad	○	○	○

Mi estado de ánimo — mal ○○○○ normal ○○○ bien ○○

Ejercicio

Notas, objetivos, acontecimientos diarios

Registro de alimentos

Alimentación	Tiempo	Inmediatamente	Después de 1 hora	Después de 3 horas

Realice un seguimiento de su dieta, estado de ánimo, comidas, calorías, medicamentos/suplementos, ejercicio, peso y cirugía de bypass gástrico.

Libro de registro de la manga gástrica

Fecha : / /

Peso

Consumo de agua
1 Taza = 8 OZ

Medicamentos/suplementos

	bajo	medio	alto
Calidad del sueño	○	○	○
Nivel de energía	○	○	○
Nivel de actividad	○	○	○

Mi estado de ánimo   mal — normal — bien
○○○○○○○○○○

Ejercicio

Notas, objetivos, acontecimientos diarios

Registro de alimentos

Alimentación	Tiempo	Inmediatamente	Después de 1 hora	Después de 3 horas

Realice un seguimiento de su dieta, estado de ánimo, comidas, calorías, medicamentos/suplementos, ejercicio, peso y cirugía de bypass gástrico.

Libro de registro de la manga gástrica

Fecha: / /

Peso

Consumo de agua
1 Taza = 8 OZ

Medicamentos/suplementos

	bajo	medio	alto
Calidad del sueño	○	○	○
Nivel de energía	○	○	○
Nivel de actividad	○	○	○

Mi estado de ánimo — mal ○○○○○○○○○ bien (normal)

Ejercicio

Notas, objetivos, acontecimientos diarios

Registro de alimentos

Alimentación	Tiempo	Inmediatamente	Después de 1 hora	Después de 3 horas

Realice un seguimiento de su dieta, estado de ánimo, comidas, calorías, medicamentos/suplementos, ejercicio, peso y cirugía de bypass gástrico.

Libro de registro de la manga gástrica

Fecha: / /

Peso

Consumo de agua
1 Taza = 8 OZ

Medicamentos/suplementos

	bajo	medio	alto
Calidad del sueño	○	○	○
Nivel de energía	○	○	○
Nivel de actividad	○	○	○

Mi estado de ánimo — mal ○○○○○○○○○ bien (normal en el centro)

Ejercicio

Notas, objetivos, acontecimientos diarios

Registro de alimentos

Alimentación	Tiempo	Inmediatamente	Después de 1 hora	Después de 3 horas

Realice un seguimiento de su dieta, estado de ánimo, comidas, calorías, medicamentos/suplementos, ejercicio, peso y cirugía de bypass gástrico.

Libro de registro de la manga gástrica

Fecha : / /

Peso

Consumo de agua
1 Taza = 8 OZ

Medicamentos/suplementos

	bajo	medio	alto
Calidad del sueño	○	○	○
Nivel de energía	○	○	○
Nivel de actividad	○	○	○

Mi estado de ánimo   mal ○○○○ normal ○○○ bien ○○

Ejercicio

Notas, objetivos, acontecimientos diarios

Registro de alimentos

Alimentación	Tiempo	Inmediatamente	Después de 1 hora	Después de 3 horas

Realice un seguimiento de su dieta, estado de ánimo, comidas, calorías, medicamentos/suplementos, ejercicio, peso y cirugía de bypass gástrico.

Libro de registro de la manga gástrica

Fecha : / /

Peso

Consumo de agua
1 Taza = 8 OZ

Medicamentos/suplementos

	bajo	medio	alto
Calidad del sueño	○	○	○
Nivel de energía	○	○	○
Nivel de actividad	○	○	○

Mi estado de ánimo — mal ○○○○○○○○○ bien (normal)

Ejercicio

Notas, objetivos, acontecimientos diarios

Registro de alimentos

Alimentación	Tiempo	Inmediatamente	Después de 1 hora	Después de 3 horas

Realice un seguimiento de su dieta, estado de ánimo, comidas, calorías, medicamentos/suplementos, ejercicio, peso y cirugía de bypass gástrico.

Libro de registro de la manga gástrica

Fecha : / /

Peso

Consumo de agua
1 Taza = 8 OZ

Medicamentos/suplementos

	bajo	medio	alto
Calidad del sueño	○	○	○
Nivel de energía	○	○	○
Nivel de actividad	○	○	○

Mi estado de ánimo mal — normal — bien ○○○○○○○○○

Ejercicio

Notas, objetivos, acontecimientos diarios

Registro de alimentos

Alimentación	Tiempo	Inmediatamente	Después de 1 hora	Después de 3 horas

Realice un seguimiento de su dieta, estado de ánimo, comidas, calorías, medicamentos/suplementos, ejercicio, peso y cirugía de bypass gástrico.

Libro de registro de la manga gástrica

Fecha: / /

Peso

Consumo de agua
1 Taza = 8 OZ

Medicamentos/suplementos

	bajo	medio	alto
Calidad del sueño	○	○	○
Nivel de energía	○	○	○
Nivel de actividad	○	○	○

Mi estado de ánimo — mal ○○○○ normal ○○○ bien ○○

Ejercicio

Notas, objetivos, acontecimientos diarios

Registro de alimentos

Alimentación	Tiempo	Inmediatamente	Después de 1 hora	Después de 3 horas

Realice un seguimiento de su dieta, estado de ánimo, comidas, calorías, medicamentos/suplementos, ejercicio, peso y cirugía de bypass gástrico.

Libro de registro de la manga gástrica

Fecha : / /

Peso

Consumo de agua
1 Taza = 8 OZ

Medicamentos/suplementos

	bajo	medio	alto
Calidad del sueño	○	○	○
Nivel de energía	○	○	○
Nivel de actividad	○	○	○

Mi estado de ánimo mal ○○○○ normal ○○○ bien ○○

Ejercicio

Notas, objetivos, acontecimientos diarios

Registro de alimentos

Alimentación	Tiempo	Inmediatamente	Después de 1 hora	Después de 3 horas

Realice un seguimiento de su dieta, estado de ánimo, comidas, calorías, medicamentos/suplementos, ejercicio, peso y cirugía de bypass gástrico.

Libro de registro de la manga gástrica

Fecha : / /

Peso

Consumo de agua

1 Taza = 8 OZ

Medicamentos/suplementos

	bajo	medio	alto
Calidad del sueño	○	○	○
Nivel de energía	○	○	○
Nivel de actividad	○	○	○

Mi estado de ánimo: mal ○○○○○○○○○ bien (normal)

Ejercicio

Notas, objetivos, acontecimientos diarios

Registro de alimentos

Alimentación	Tiempo	Inmediatamente	Después de 1 hora	Después de 3 horas

Realice un seguimiento de su dieta, estado de ánimo, comidas, calorías, medicamentos/suplementos, ejercicio, peso y cirugía de bypass gástrico.

Libro de registro de la manga gástrica

Fecha :   /   /

Peso

Consumo de agua
1 Taza = 8 OZ

Medicamentos/suplementos

	bajo	medio	alto
Calidad del sueño	○	○	○
Nivel de energía	○	○	○
Nivel de actividad	○	○	○

Mi estado de ánimo   mal — normal — bien
○○○○○○○○○

Ejercicio

Notas, objetivos, acontecimientos diarios

Registro de alimentos

Alimentación	Tiempo	Inmediatamente	Después de 1 hora	Después de 3 horas

Realice un seguimiento de su dieta, estado de ánimo, comidas, calorías, medicamentos/suplementos, ejercicio, peso y cirugía de bypass gástrico.

Libro de registro de la manga gástrica

Fecha: / /

Peso

Consumo de agua
1 Taza = 8 OZ

Medicamentos/suplementos

	bajo	medio	alto
Calidad del sueño	○	○	○
Nivel de energía	○	○	○
Nivel de actividad	○	○	○

Mi estado de ánimo — mal ○○○○○○○○○ bien (normal)

Ejercicio

Notas, objetivos, acontecimientos diarios

Registro de alimentos

Alimentación	Tiempo	Inmediatamente	Después de 1 hora	Después de 3 horas

Realice un seguimiento de su dieta, estado de ánimo, comidas, calorías, medicamentos/suplementos, ejercicio, peso y cirugía de bypass gástrico.

Libro de registro de la manga gástrica

Fecha: / /

Peso

Consumo de agua
1 Taza = 8 OZ

Medicamentos/suplementos

	bajo	medio	alto
Calidad del sueño	○	○	○
Nivel de energía	○	○	○
Nivel de actividad	○	○	○

Mi estado de ánimo — mal ○○○○○○○○○ bien (normal)

Ejercicio

Notas, objetivos, acontecimientos diarios

Registro de alimentos

Alimentación	Tiempo	Inmediatamente	Después de 1 hora	Después de 3 horas

Realice un seguimiento de su dieta, estado de ánimo, comidas, calorías, medicamentos/suplementos, ejercicio, peso y cirugía de bypass gástrico.

Libro de registro de la manga gástrica

Fecha : / /

Peso

Consumo de agua

1 Taza = 8 OZ

Medicamentos/suplementos

	bajo	medio	alto
Calidad del sueño	○	○	○
Nivel de energía	○	○	○
Nivel de actividad	○	○	○

Mi estado de ánimo mal — normal — bien ○○○○○○○○○

Ejercicio

Notas, objetivos, acontecimientos diarios

Registro de alimentos

Alimentación	Tiempo	Inmediatamente	Después de 1 hora	Después de 3 horas

Realice un seguimiento de su dieta, estado de ánimo, comidas, calorías, medicamentos/suplementos, ejercicio, peso y cirugía de bypass gástrico.

Libro de registro de la manga gástrica

Fecha : / /

Peso

Consumo de agua
1 Taza = 8 OZ

Medicamentos/suplementos

	bajo	medio	alto
Calidad del sueño	○	○	○
Nivel de energía	○	○	○
Nivel de actividad	○	○	○

Mi estado de ánimo mal — normal — bien
○○○○○○○○○

Ejercicio

Notas, objetivos, acontecimientos diarios

Registro de alimentos

Alimentación	Tiempo	Inmediatamente	Después de 1 hora	Después de 3 horas

Realice un seguimiento de su dieta, estado de ánimo, comidas, calorías, medicamentos/suplementos, ejercicio, peso y cirugía de bypass gástrico.

Libro de registro de la manga gástrica

Fecha: / /

Peso

Consumo de agua
1 Taza = 8 OZ

Medicamentos/suplementos

	bajo	medio	alto
Calidad del sueño	○	○	○
Nivel de energía	○	○	○
Nivel de actividad	○	○	○

Mi estado de ánimo — mal ○○○○○○○○○ bien (normal)

Ejercicio

Notas, objetivos, acontecimientos diarios

Registro de alimentos

Alimentación	Tiempo	Inmediatamente	Después de 1 hora	Después de 3 horas

Realice un seguimiento de su dieta, estado de ánimo, comidas, calorías, medicamentos/suplementos, ejercicio, peso y cirugía de bypass gástrico.

Libro de registro de la manga gástrica

Fecha: / /

Peso

Consumo de agua
1 Taza = 8 OZ

Medicamentos/suplementos

	bajo	medio	alto
Calidad del sueño	○	○	○
Nivel de energía	○	○	○
Nivel de actividad	○	○	○

Mi estado de ánimo: mal ○○○○ normal ○○○ bien ○○

Ejercicio

Notas, objetivos, acontecimientos diarios

Registro de alimentos

Alimentación	Tiempo	Inmediatamente	Después de 1 hora	Después de 3 horas

Realice un seguimiento de su dieta, estado de ánimo, comidas, calorías, medicamentos/suplementos, ejercicio, peso y cirugía de bypass gástrico.

Libro de registro de la manga gástrica

Fecha : / /
Peso

Consumo de agua

1 Taza = 8 OZ

Medicamentos/suplementos

	bajo	medio	alto
Calidad del sueño	○	○	○
Nivel de energía	○	○	○
Nivel de actividad	○	○	○

Mi estado de ánimo — mal ○○○○○○○○○ bien (normal)

Ejercicio

Notas, objetivos, acontecimientos diarios

Registro de alimentos

Alimentación	Tiempo	Inmediatamente	Después de 1 hora	Después de 3 horas

Realice un seguimiento de su dieta, estado de ánimo, comidas, calorías, medicamentos/suplementos, ejercicio, peso y cirugía de bypass gástrico.

Libro de registro de la manga gástrica

Fecha: / /

Peso

Consumo de agua
1 Taza = 8 OZ

Medicamentos/suplementos

	bajo	medio	alto
Calidad del sueño	○	○	○
Nivel de energía	○	○	○
Nivel de actividad	○	○	○

Mi estado de ánimo mal ○○○○○normal○○○○bien○

Ejercicio

Notas, objetivos, acontecimientos diarios

Registro de alimentos

Alimentación	Tiempo	Inmediatamente	Después de 1 hora	Después de 3 horas

Realice un seguimiento de su dieta, estado de ánimo, comidas, calorías, medicamentos/suplementos, ejercicio, peso y cirugía de bypass gástrico.

Libro de registro de la manga gástrica

Fecha : / /
Peso

Consumo de agua
1 Taza = 8 OZ

Medicamentos/suplementos

	bajo	medio	alto
Calidad del sueño	○	○	○
Nivel de energía	○	○	○
Nivel de actividad	○	○	○

Mi estado de ánimo   mal normal bien
○○○○○○○○○

Ejercicio

Notas, objetivos, acontecimientos diarios

Registro de alimentos

Alimentación	Tiempo	Inmediatamente	Después de 1 hora	Después de 3 horas

Realice un seguimiento de su dieta, estado de ánimo, comidas, calorías, medicamentos/suplementos, ejercicio, peso y cirugía de bypass gástrico.

Libro de registro de la manga gástrica

Fecha : / /
Peso

Consumo de agua

1 Taza = 8 OZ

Medicamentos/suplementos

	bajo	medio	alto
Calidad del sueño	○	○	○
Nivel de energía	○	○	○
Nivel de actividad	○	○	○

Mi estado de ánimo mal ○○○○ normal ○○○○ bien ○

Ejercicio

Notas, objetivos, acontecimientos diarios

Registro de alimentos

Alimentación	Tiempo	Inmediatamente	Después de 1 hora	Después de 3 horas

Realice un seguimiento de su dieta, estado de ánimo, comidas, calorías, medicamentos/suplementos, ejercicio, peso y cirugía de bypass gástrico.

Libro de registro de la manga gástrica

Fecha : / /

Peso

Consumo de agua
1 Taza = 8 OZ

Medicamentos/suplementos
_____
_____
_____
_____

	bajo	medio	alto
Calidad del sueño	○	○	○
Nivel de energía	○	○	○
Nivel de actividad	○	○	○

Mi estado de ánimo mal — normal — bien
○○○○○○○○○

Ejercicio
_____
_____
_____
_____
_____
_____

Notas, objetivos, acontecimientos diarios
_____
_____
_____
_____
_____
_____

Registro de alimentos

Alimentación	Tiempo	Inmediatamente	Después de 1 hora	Después de 3 horas

Realice un seguimiento de su dieta, estado de ánimo, comidas, calorías, medicamentos/suplementos, ejercicio, peso y cirugía de bypass gástrico.

Libro de registro de la manga gástrica

Fecha : / /

Peso

Consumo de agua
1 Taza = 8 OZ

Medicamentos/suplementos

	bajo	medio	alto
Calidad del sueño	○	○	○
Nivel de energía	○	○	○
Nivel de actividad	○	○	○

Mi estado de ánimo — mal ▼ ○○○○○ normal ▼ ○○○○ bien ▼ ○

Ejercicio

Notas, objetivos, acontecimientos diarios

Registro de alimentos

Alimentación	Tiempo	Inmediatamente	Después de 1 hora	Después de 3 horas

Realice un seguimiento de su dieta, estado de ánimo, comidas, calorías, medicamentos/suplementos, ejercicio, peso y cirugía de bypass gástrico.

Libro de registro de la manga gástrica

Fecha : / /

Peso

Consumo de agua
1 Taza = 8 OZ

Medicamentos/suplementos

	bajo	medio	alto
Calidad del sueño	○	○	○
Nivel de energía	○	○	○
Nivel de actividad	○	○	○

Mi estado de ánimo — mal ○○○○○○○○○ bien (normal)

Ejercicio

Notas, objetivos, acontecimientos diarios

Registro de alimentos

Alimentación	Tiempo	Inmediatamente	Después de 1 hora	Después de 3 horas

Realice un seguimiento de su dieta, estado de ánimo, comidas, calorías, medicamentos/suplementos, ejercicio, peso y cirugía de bypass gástrico.

Libro de registro de la manga gástrica

Fecha : / /

Peso

Consumo de agua
1 Taza = 8 OZ

Medicamentos/suplementos

	bajo	medio	alto
Calidad del sueño	○	○	○
Nivel de energía	○	○	○
Nivel de actividad	○	○	○

Mi estado de ánimo mal ○○○○○○○○○ bien (normal)

Ejercicio

Notas, objetivos, acontecimientos diarios

Registro de alimentos

Alimentación	Tiempo	Inmediatamente	Después de 1 hora	Después de 3 horas

Realice un seguimiento de su dieta, estado de ánimo, comidas, calorías, medicamentos/suplementos, ejercicio, peso y cirugía de bypass gástrico.

Libro de registro de la manga gástrica

Fecha: / /

Peso

Consumo de agua
1 Taza = 8 OZ

Medicamentos/suplementos

	bajo	medio	alto
Calidad del sueño	○	○	○
Nivel de energía	○	○	○
Nivel de actividad	○	○	○

Mi estado de ánimo   mal ○○○○ normal ○○○ bien ○○

Ejercicio

Notas, objetivos, acontecimientos diarios

Registro de alimentos

Alimentación	Tiempo	Inmediatamente	Después de 1 hora	Después de 3 horas

Realice un seguimiento de su dieta, estado de ánimo, comidas, calorías, medicamentos/suplementos, ejercicio, peso y cirugía de bypass gástrico.

Libro de registro de la manga gástrica

Fecha: / /

Peso

Consumo de agua
1 Taza = 8 OZ

Medicamentos/suplementos

	bajo	medio	alto
Calidad del sueño	○	○	○
Nivel de energía	○	○	○
Nivel de actividad	○	○	○

Mi estado de ánimo   mal ─ normal ─ bien
○○○○○○○○○

Ejercicio

Notas, objetivos, acontecimientos diarios

Registro de alimentos

Alimentación	Tiempo	Inmediatamente	Después de 1 hora	Después de 3 horas

Realice un seguimiento de su dieta, estado de ánimo, comidas, calorías, medicamentos/suplementos, ejercicio, peso y cirugía de bypass gástrico.

Libro de registro de la manga gástrica

Fecha: / /

Peso

Consumo de agua
1 Taza = 8 OZ

Medicamentos/suplementos

	bajo	medio	alto
Calidad del sueño	○	○	○
Nivel de energía	○	○	○
Nivel de actividad	○	○	○

Mi estado de ánimo mal ○○○ normal ○○○ bien ○○○

Ejercicio

Notas, objetivos, acontecimientos diarios

Registro de alimentos

Alimentación	Tiempo	Inmediatamente	Después de 1 hora	Después de 3 horas

Realice un seguimiento de su dieta, estado de ánimo, comidas, calorías, medicamentos/suplementos, ejercicio, peso y cirugía de bypass gástrico.

Libro de registro de la manga gástrica

Fecha: / /

Peso

Consumo de agua
1 Taza = 8 OZ

Medicamentos/suplementos
_____
_____
_____
_____

	bajo	medio	alto
Calidad del sueño	○	○	○
Nivel de energía	○	○	○
Nivel de actividad	○	○	○

Mi estado de ánimo — mal ○○○○ normal ○○○ bien ○○

Ejercicio

Notas, objetivos, acontecimientos diarios

Registro de alimentos

Alimentación	Tiempo	Inmediatamente	Después de 1 hora	Después de 3 horas

Realice un seguimiento de su dieta, estado de ánimo, comidas, calorías, medicamentos/suplementos, ejercicio, peso y cirugía de bypass gástrico.

Libro de registro de la manga gástrica

Fecha : / /

Peso

Consumo de agua

1 Taza = 8 OZ

Medicamentos/suplementos

	bajo	medio	alto
Calidad del sueño	○	○	○
Nivel de energía	○	○	○
Nivel de actividad	○	○	○

Mi estado de ánimo — mal ○○○○○○○○○ bien (normal)

Ejercicio

Notas, objetivos, acontecimientos diarios

Registro de alimentos

Alimentación	Tiempo	Inmediatamente	Después de 1 hora	Después de 3 horas

Realice un seguimiento de su dieta, estado de ánimo, comidas, calorías, medicamentos/suplementos, ejercicio, peso y cirugía de bypass gástrico.

Libro de registro de la manga gástrica

Fecha : / /

Peso

Consumo de agua
1 Taza = 8 OZ

Medicamentos/suplementos

	bajo	medio	alto
Calidad del sueño	○	○	○
Nivel de energía	○	○	○
Nivel de actividad	○	○	○

Mi estado de ánimo — mal ○○○○○○○○○ bien (normal)

Ejercicio

Notas, objetivos, acontecimientos diarios

Registro de alimentos

Alimentación	Tiempo	Inmediatamente	Después de 1 hora	Después de 3 horas

Realice un seguimiento de su dieta, estado de ánimo, comidas, calorías, medicamentos/suplementos, ejercicio, peso y cirugía de bypass gástrico.

Libro de registro de la manga gástrica

Fecha : / /

Peso

Consumo de agua

1 Taza = 8 OZ

Medicamentos/suplementos

	bajo	medio	alto
Calidad del sueño	○	○	○
Nivel de energía	○	○	○
Nivel de actividad	○	○	○

Mi estado de ánimo   mal   normal   bien
○○○○○○○○○

Ejercicio

Notas, objetivos, acontecimientos diarios

Registro de alimentos

Alimentación	Tiempo	Inmediatamente	Después de 1 hora	Después de 3 horas

Realice un seguimiento de su dieta, estado de ánimo, comidas, calorías, medicamentos/suplementos, ejercicio, peso y cirugía de bypass gástrico.

Libro de registro de la manga gástrica

Fecha : / /

Peso

Consumo de agua
1 Taza = 8 OZ

Medicamentos/suplementos

	bajo	medio	alto
Calidad del sueño	○	○	○
Nivel de energía	○	○	○
Nivel de actividad	○	○	○

Mi estado de ánimo mal — normal — bien
○○○○○○○○○

Ejercicio

Notas, objetivos, acontecimientos diarios

Registro de alimentos

Alimentación	Tiempo	Inmediatamente	Después de 1 hora	Después de 3 horas

Realice un seguimiento de su dieta, estado de ánimo, comidas, calorías, medicamentos/suplementos, ejercicio, peso y cirugía de bypass gástrico.

Libro de registro de la manga gástrica

Fecha : / /

Peso

Consumo de agua
1 Taza = 8 OZ

Medicamentos/suplementos

	bajo	medio	alto
Calidad del sueño	○	○	○
Nivel de energía	○	○	○
Nivel de actividad	○	○	○

Mi estado de ánimo — mal ○○○○○○○○○ bien (normal)

Ejercicio

Notas, objetivos, acontecimientos diarios

Registro de alimentos

Alimentación	Tiempo	Inmediatamente	Después de 1 hora	Después de 3 horas

Realice un seguimiento de su dieta, estado de ánimo, comidas, calorías, medicamentos/suplementos, ejercicio, peso y cirugía de bypass gástrico.

Libro de registro de la manga gástrica

Fecha : / /

Peso

Consumo de agua
1 Taza = 8 OZ

Medicamentos/suplementos

	bajo	medio	alto
Calidad del sueño	○	○	○
Nivel de energía	○	○	○
Nivel de actividad	○	○	○

Mi estado de ánimo mal — normal — bien
○○○○○○○○○

Ejercicio

Notas, objetivos, acontecimientos diarios

Registro de alimentos

Alimentación	Tiempo	Inmediatamente	Después de 1 hora	Después de 3 horas

Realice un seguimiento de su dieta, estado de ánimo, comidas, calorías, medicamentos/suplementos, ejercicio, peso y cirugía de bypass gástrico.

Libro de registro de la manga gástrica

Fecha : / /

Peso

Consumo de agua
1 Taza = 8 OZ

Medicamentos/suplementos

	bajo	medio	alto
Calidad del sueño	○	○	○
Nivel de energía	○	○	○
Nivel de actividad	○	○	○

Mi estado de ánimo mal — normal — bien

Ejercicio

Notas, objetivos, acontecimientos diarios

Registro de alimentos

Alimentación	Tiempo	Inmediatamente	Después de 1 hora	Después de 3 horas

Realice un seguimiento de su dieta, estado de ánimo, comidas, calorías, medicamentos/suplementos, ejercicio, peso y cirugía de bypass gástrico.

Libro de registro de la manga gástrica

Fecha: / /

Peso

Consumo de agua
1 Taza = 8 OZ

Medicamentos/suplementos

	bajo	medio	alto
Calidad del sueño	○	○	○
Nivel de energía	○	○	○
Nivel de actividad	○	○	○

Mi estado de ánimo — mal ○○○○○○○○○ bien (normal en el centro)

Ejercicio

Notas, objetivos, acontecimientos diarios

Registro de alimentos

Alimentación	Tiempo	Inmediatamente	Después de 1 hora	Después de 3 horas

Realice un seguimiento de su dieta, estado de ánimo, comidas, calorías, medicamentos/suplementos, ejercicio, peso y cirugía de bypass gástrico.

Libro de registro de la manga gástrica

Fecha : / /

Peso

Consumo de agua
1 Taza = 8 OZ

Medicamentos/suplementos

	bajo	medio	alto
Calidad del sueño	○	○	○
Nivel de energía	○	○	○
Nivel de actividad	○	○	○

Mi estado de ánimo mal — normal — bien
○○○○○○○○○

Ejercicio

Notas, objetivos, acontecimientos diarios

Registro de alimentos

Alimentación	Tiempo	Inmediatamente	Después de 1 hora	Después de 3 horas

Realice un seguimiento de su dieta, estado de ánimo, comidas, calorías, medicamentos/suplementos, ejercicio, peso y cirugía de bypass gástrico.

Libro de registro de la manga gástrica

Fecha: / /

Peso

Consumo de agua
1 Taza = 8 OZ

Medicamentos/suplementos

	bajo	medio	alto
Calidad del sueño	○	○	○
Nivel de energía	○	○	○
Nivel de actividad	○	○	○

Mi estado de ánimo mal — normal — bien
○○○○○○○○○

Ejercicio

Notas, objetivos, acontecimientos diarios

Registro de alimentos

Alimentación	Tiempo	Inmediatamente	Después de 1 hora	Después de 3 horas

Realice un seguimiento de su dieta, estado de ánimo, comidas, calorías, medicamentos/suplementos, ejercicio, peso y cirugía de bypass gástrico.

Libro de registro de la manga gástrica

Fecha : / /

Peso

Consumo de agua

1 Taza = 8 OZ

Medicamentos/suplementos

	bajo	medio	alto
Calidad del sueño	○	○	○
Nivel de energía	○	○	○
Nivel de actividad	○	○	○

Mi estado de ánimo — mal ○○○○○○○○○ bien (normal en el centro)

Ejercicio

Notas, objetivos, acontecimientos diarios

Registro de alimentos

Alimentación	Tiempo	Inmediatamente	Después de 1 hora	Después de 3 horas

Realice un seguimiento de su dieta, estado de ánimo, comidas, calorías, medicamentos/suplementos, ejercicio, peso y cirugía de bypass gástrico.

Libro de registro de la manga gástrica

Fecha: / /

Peso

Consumo de agua
1 Taza = 8 OZ

Medicamentos/suplementos

	bajo	medio	alto
Calidad del sueño	○	○	○
Nivel de energía	○	○	○
Nivel de actividad	○	○	○

Mi estado de ánimo mal ○○○○○ normal ○○○ bien ○

Ejercicio

Notas, objetivos, acontecimientos diarios

Registro de alimentos

Alimentación	Tiempo	Inmediatamente	Después de 1 hora	Después de 3 horas

Realice un seguimiento de su dieta, estado de ánimo, comidas, calorías, medicamentos/suplementos, ejercicio, peso y cirugía de bypass gástrico.

Libro de registro de la manga gástrica

Fecha: / /

Peso

Consumo de agua
1 Taza = 8 OZ

Medicamentos/suplementos
_____
_____
_____

	bajo	medio	alto
Calidad del sueño	○	○	○
Nivel de energía	○	○	○
Nivel de actividad	○	○	○

Mi estado de ánimo mal — normal — bien
○○○○○○○○○

Ejercicio

Notas, objetivos, acontecimientos diarios

Registro de alimentos

Alimentación	Tiempo	Inmediatamente	Después de 1 hora	Después de 3 horas

Realice un seguimiento de su dieta, estado de ánimo, comidas, calorías, medicamentos/suplementos, ejercicio, peso y cirugía de bypass gástrico.

Libro de registro de la manga gástrica

Fecha: / /

Peso

Consumo de agua
1 Taza = 8 OZ

Medicamentos/suplementos

	bajo	medio	alto
Calidad del sueño	○	○	○
Nivel de energía	○	○	○
Nivel de actividad	○	○	○

Mi estado de ánimo — mal ○○○○○○○○○○ bien (normal)

Ejercicio

Notas, objetivos, acontecimientos diarios

Registro de alimentos

Alimentación	Tiempo	Inmediatamente	Después de 1 hora	Después de 3 horas

Realice un seguimiento de su dieta, estado de ánimo, comidas, calorías, medicamentos/suplementos, ejercicio, peso y cirugía de bypass gástrico.

Libro de registro de la manga gástrica

Fecha: / /

Peso

Consumo de agua
1 Taza = 8 OZ

Medicamentos/suplementos

	bajo	medio	alto
Calidad del sueño	○	○	○
Nivel de energía	○	○	○
Nivel de actividad	○	○	○

Mi estado de ánimo mal — normal — bien ○○○○○○○○○

Ejercicio

Notas, objetivos, acontecimientos diarios

Registro de alimentos

Alimentación	Tiempo	Inmediatamente	Después de 1 hora	Después de 3 horas

Realice un seguimiento de su dieta, estado de ánimo, comidas, calorías, medicamentos/suplementos, ejercicio, peso y cirugía de bypass gástrico.

Libro de registro de la manga gástrica

Fecha : / /

Peso

Consumo de agua
1 Taza = 8 OZ

Medicamentos/suplementos

	bajo	medio	alto
Calidad del sueño	○	○	○
Nivel de energía	○	○	○
Nivel de actividad	○	○	○

Mi estado de ánimo — mal ○○○○○○○○○ bien (normal)

Ejercicio

Notas, objetivos, acontecimientos diarios

Registro de alimentos

Alimentación	Tiempo	Inmediatamente	Después de 1 hora	Después de 3 horas

Realice un seguimiento de su dieta, estado de ánimo, comidas, calorías, medicamentos/suplementos, ejercicio, peso y cirugía de bypass gástrico.

Libro de registro de la manga gástrica

Fecha: / /

Peso

Consumo de agua
1 Taza = 8 OZ

Medicamentos/suplementos

	bajo	medio	alto
Calidad del sueño	○	○	○
Nivel de energía	○	○	○
Nivel de actividad	○	○	○

Mi estado de ánimo mal ○○○○ normal ○○○ bien ○○

Ejercicio

Notas, objetivos, acontecimientos diarios

Registro de alimentos

Alimentación	Tiempo	Inmediatamente	Después de 1 hora	Después de 3 horas

Realice un seguimiento de su dieta, estado de ánimo, comidas, calorías, medicamentos/suplementos, ejercicio, peso y cirugía de bypass gástrico.

Libro de registro de la manga gástrica

Fecha : / /

Peso

Consumo de agua
1 Taza = 8 OZ

Medicamentos/suplementos

	bajo	medio	alto
Calidad del sueño	○	○	○
Nivel de energía	○	○	○
Nivel de actividad	○	○	○

Mi estado de ánimo — mal ○○○○○○○○○ bien (normal)

Ejercicio

Notas, objetivos, acontecimientos diarios

Registro de alimentos

Alimentación	Tiempo	Inmediatamente	Después de 1 hora	Después de 3 horas

Realice un seguimiento de su dieta, estado de ánimo, comidas, calorías, medicamentos/suplementos, ejercicio, peso y cirugía de bypass gástrico.

Libro de registro de la manga gástrica

Fecha: / /
Peso

Consumo de agua

1 Taza = 8 OZ

Medicamentos/suplementos

	bajo	medio	alto
Calidad del sueño	○	○	○
Nivel de energía	○	○	○
Nivel de actividad	○	○	○

Mi estado de ánimo   mal normal bien
○○○○○○○○○

Ejercicio

Notas, objetivos, acontecimientos diarios

Registro de alimentos

Alimentación	Tiempo	Inmediatamente	Después de 1 hora	Después de 3 horas

Realice un seguimiento de su dieta, estado de ánimo, comidas, calorías, medicamentos/suplementos, ejercicio, peso y cirugía de bypass gástrico.

Libro de registro de la manga gástrica

Fecha: / /

Peso

Consumo de agua
1 Taza = 8 OZ

Medicamentos/suplementos

	bajo	medio	alto
Calidad del sueño	○	○	○
Nivel de energía	○	○	○
Nivel de actividad	○	○	○

Mi estado de ánimo — mal ○○○○○○○○○ bien (normal)

Ejercicio

Notas, objetivos, acontecimientos diarios

Registro de alimentos

Alimentación	Tiempo	Inmediatamente	Después de 1 hora	Después de 3 horas

Realice un seguimiento de su dieta, estado de ánimo, comidas, calorías, medicamentos/suplementos, ejercicio, peso y cirugía de bypass gástrico.

Libro de registro de la manga gástrica

Fecha: / /

Peso

Consumo de agua
1 Taza = 8 OZ

Medicamentos/suplementos

	bajo	medio	alto
Calidad del sueño	○	○	○
Nivel de energía	○	○	○
Nivel de actividad	○	○	○

Mi estado de ánimo mal — normal — bien ○○○○○○○○○

Ejercicio

Notas, objetivos, acontecimientos diarios

Registro de alimentos

Alimentación	Tiempo	Inmediatamente	Después de 1 hora	Después de 3 horas

Realice un seguimiento de su dieta, estado de ánimo, comidas, calorías, medicamentos/suplementos, ejercicio, peso y cirugía de bypass gástrico.

Libro de registro de la manga gástrica

Fecha : / /

Peso

Consumo de agua
1 Taza = 8 OZ

Medicamentos/suplementos

	bajo	medio	alto
Calidad del sueño	○	○	○
Nivel de energía	○	○	○
Nivel de actividad	○	○	○

Mi estado de ánimo   mal ○○○○ normal ○○○ bien ○○

Ejercicio

Notas, objetivos, acontecimientos diarios

Registro de alimentos

Alimentación	Tiempo	Inmediatamente	Después de 1 hora	Después de 3 horas

Realice un seguimiento de su dieta, estado de ánimo, comidas, calorías, medicamentos/suplementos, ejercicio, peso y cirugía de bypass gástrico.

Libro de registro de la manga gástrica

Fecha : / /
Peso

Consumo de agua

1 Taza = 8 OZ

Medicamentos/suplementos

	bajo	medio	alto
Calidad del sueño	○	○	○
Nivel de energía	○	○	○
Nivel de actividad	○	○	○

Mi estado de ánimo: mal ○○○○○○○○○ bien (normal en el medio)

Ejercicio

Notas, objetivos, acontecimientos diarios

Registro de alimentos

Alimentación	Tiempo	Inmediatamente	Después de 1 hora	Después de 3 horas

Realice un seguimiento de su dieta, estado de ánimo, comidas, calorías, medicamentos/suplementos, ejercicio, peso y cirugía de bypass gástrico.

Libro de registro de la manga gástrica

Fecha : / /
Peso

Consumo de agua
1 Taza = 8 OZ

Medicamentos/suplementos

	bajo	medio	alto
Calidad del sueño	○	○	○
Nivel de energía	○	○	○
Nivel de actividad	○	○	○

Mi estado de ánimo mal ○○○○ normal ○○○ bien ○○

Ejercicio

Notas, objetivos, acontecimientos diarios

Registro de alimentos

Alimentación	Tiempo	Inmediatamente	Después de 1 hora	Después de 3 horas

Realice un seguimiento de su dieta, estado de ánimo, comidas, calorías, medicamentos/suplementos, ejercicio, peso y cirugía de bypass gástrico.

Libro de registro de la manga gástrica

Fecha : / /

Peso

Consumo de agua
1 Taza = 8 OZ

Medicamentos/suplementos

	bajo	medio	alto
Calidad del sueño	○	○	○
Nivel de energía	○	○	○
Nivel de actividad	○	○	○

Mi estado de ánimo: mal ○○○○○○○○○ bien (normal)

Ejercicio

Notas, objetivos, acontecimientos diarios

Registro de alimentos

Alimentación	Tiempo	Inmediatamente	Después de 1 hora	Después de 3 horas

Realice un seguimiento de su dieta, estado de ánimo, comidas, calorías, medicamentos/suplementos, ejercicio, peso y cirugía de bypass gástrico.

Libro de registro de la manga gástrica

Fecha: / /

Peso

Consumo de agua
1 Taza = 8 OZ

Medicamentos/suplementos

	bajo	medio	alto
Calidad del sueño	○	○	○
Nivel de energía	○	○	○
Nivel de actividad	○	○	○

Mi estado de ánimo — mal ○○○○○ normal ○○○○ bien ○

Ejercicio

Notas, objetivos, acontecimientos diarios

Registro de alimentos

Alimentación	Tiempo	Inmediatamente	Después de 1 hora	Después de 3 horas

Realice un seguimiento de su dieta, estado de ánimo, comidas, calorías, medicamentos/suplementos, ejercicio, peso y cirugía de bypass gástrico.

Libro de registro de la manga gástrica

Fecha: / /

Peso

Consumo de agua
1 Taza = 8 OZ

Medicamentos/suplementos

	bajo	medio	alto
Calidad del sueño	○	○	○
Nivel de energía	○	○	○
Nivel de actividad	○	○	○

Mi estado de ánimo — mal ○○○○ normal ○○○ bien ○○

Ejercicio

Notas, objetivos, acontecimientos diarios

Registro de alimentos

Alimentación	Tiempo	Inmediatamente	Después de 1 hora	Después de 3 horas

Realice un seguimiento de su dieta, estado de ánimo, comidas, calorías, medicamentos/suplementos, ejercicio, peso y cirugía de bypass gástrico.

Libro de registro de la manga gástrica

Fecha : / /

Peso

Consumo de agua
1 Taza = 8 OZ

Medicamentos/suplementos

	bajo	medio	alto
Calidad del sueño	○	○	○
Nivel de energía	○	○	○
Nivel de actividad	○	○	○

Mi estado de ánimo mal — normal — bien
○○○○○○○○○

Ejercicio

Notas, objetivos, acontecimientos diarios

Registro de alimentos

Alimentación	Tiempo	Inmediatamente	Después de 1 hora	Después de 3 horas

Realice un seguimiento de su dieta, estado de ánimo, comidas, calorías, medicamentos/suplementos, ejercicio, peso y cirugía de bypass gástrico.

Libro de registro de la manga gástrica

Fecha : / /
Peso

Consumo de agua

1 Taza = 8 OZ

Medicamentos/suplementos

	bajo	medio	alto
Calidad del sueño	○	○	○
Nivel de energía	○	○	○
Nivel de actividad	○	○	○

Mi estado de ánimo   mal   normal   bien
○○○○○○○○○

Ejercicio

Notas, objetivos, acontecimientos diarios

Registro de alimentos

Alimentación	Tiempo	Inmediatamente	Después de 1 hora	Después de 3 horas

Realice un seguimiento de su dieta, estado de ánimo, comidas, calorías, medicamentos/suplementos, ejercicio, peso y cirugía de bypass gástrico.

Libro de registro de la manga gástrica

Fecha: / /

Peso

Consumo de agua
1 Taza = 8 OZ

Medicamentos/suplementos

	bajo	medio	alto
Calidad del sueño	○	○	○
Nivel de energía	○	○	○
Nivel de actividad	○	○	○

Mi estado de ánimo mal — normal — bien
○○○○○○○○○

Ejercicio

Notas, objetivos, acontecimientos diarios

Registro de alimentos

Alimentación	Tiempo	Inmediatamente	Después de 1 hora	Después de 3 horas

Realice un seguimiento de su dieta, estado de ánimo, comidas, calorías, medicamentos/suplementos, ejercicio, peso y cirugía de bypass gástrico.

Libro de registro de la manga gástrica

Fecha : / /

Peso

Consumo de agua
1 Taza = 8 OZ

Medicamentos/suplementos

	bajo	medio	alto
Calidad del sueño	○	○	○
Nivel de energía	○	○	○
Nivel de actividad	○	○	○

Mi estado de ánimo: mal ○○○○ normal ○○○○ bien ○

Ejercicio

Notas, objetivos, acontecimientos diarios

Registro de alimentos

Alimentación	Tiempo	Inmediatamente	Después de 1 hora	Después de 3 horas

Realice un seguimiento de su dieta, estado de ánimo, comidas, calorías, medicamentos/suplementos, ejercicio, peso y cirugía de bypass gástrico.

Libro de registro de la manga gástrica

Fecha : / /
Peso

Medicamentos/suplementos

Consumo de agua
1 Taza = 8 OZ

	bajo	medio	alto
Calidad del sueño	○	○	○
Nivel de energía	○	○	○
Nivel de actividad	○	○	○

Mi estado de ánimo mal ○○○○ normal ○○○○ bien ○

Ejercicio

Notas, objetivos, acontecimientos diarios

Registro de alimentos

Alimentación	Tiempo	Inmediatamente	Después de 1 hora	Después de 3 horas

Realice un seguimiento de su dieta, estado de ánimo, comidas, calorías, medicamentos/suplementos, ejercicio, peso y cirugía de bypass gástrico.

Libro de registro de la manga gástrica

Fecha : / /

Peso

Consumo de agua
1 Taza = 8 OZ

Medicamentos/suplementos

	bajo	medio	alto
Calidad del sueño	○	○	○
Nivel de energía	○	○	○
Nivel de actividad	○	○	○

Mi estado de ánimo mal normal bien
○○○○○○○○○

Ejercicio

Notas, objetivos, acontecimientos diarios

Registro de alimentos

Alimentación	Tiempo	Inmediatamente	Después de 1 hora	Después de 3 horas

Realice un seguimiento de su dieta, estado de ánimo, comidas, calorías, medicamentos/suplementos, ejercicio, peso y cirugía de bypass gástrico.

Libro de registro de la manga gástrica

Fecha: / /

Peso

Consumo de agua
1 Taza = 8 OZ

Medicamentos/suplementos

	bajo	medio	alto
Calidad del sueño	○	○	○
Nivel de energía	○	○	○
Nivel de actividad	○	○	○

Mi estado de ánimo mal — normal — bien ○○○○○○○○○

Ejercicio

Notas, objetivos, acontecimientos diarios

Registro de alimentos

Alimentación	Tiempo	Inmediatamente	Después de 1 hora	Después de 3 horas

Realice un seguimiento de su dieta, estado de ánimo, comidas, calorías, medicamentos/suplementos, ejercicio, peso y cirugía de bypass gástrico.

Libro de registro de la manga gástrica

Fecha : / /

Peso

Consumo de agua
1 Taza = 8 OZ

Medicamentos/suplementos

	bajo	medio	alto
Calidad del sueño	○	○	○
Nivel de energía	○	○	○
Nivel de actividad	○	○	○

Mi estado de ánimo: mal ○○○○○○○○○ bien (normal)

Ejercicio

Notas, objetivos, acontecimientos diarios

Registro de alimentos

Alimentación	Tiempo	Inmediatamente	Después de 1 hora	Después de 3 horas

Realice un seguimiento de su dieta, estado de ánimo, comidas, calorías, medicamentos/suplementos, ejercicio, peso y cirugía de bypass gástrico.

Libro de registro de la manga gástrica

Fecha : / /

Peso

Consumo de agua
1 Taza = 8 OZ

Medicamentos/suplementos

	bajo	medio	alto
Calidad del sueño	○	○	○
Nivel de energía	○	○	○
Nivel de actividad	○	○	○

Mi estado de ánimo   mal ○○○○ normal ○○○ bien ○○

Ejercicio

Notas, objetivos, acontecimientos diarios

Registro de alimentos

Alimentación	Tiempo	Inmediatamente	Después de 1 hora	Después de 3 horas

Realice un seguimiento de su dieta, estado de ánimo, comidas, calorías, medicamentos/suplementos, ejercicio, peso y cirugía de bypass gástrico.

Libro de registro de la manga gástrica

Fecha: / /
Peso

Consumo de agua

1 Taza = 8 OZ

Medicamentos/suplementos

	bajo	medio	alto
Calidad del sueño	○	○	○
Nivel de energía	○	○	○
Nivel de actividad	○	○	○

Mi estado de ánimo: mal ○○○○○○○○○ bien (normal en el centro)

Ejercicio

Notas, objetivos, acontecimientos diarios

Registro de alimentos

Alimentación	Tiempo	Inmediatamente	Después de 1 hora	Después de 3 horas

Realice un seguimiento de su dieta, estado de ánimo, comidas, calorías, medicamentos/suplementos, ejercicio, peso y cirugía de bypass gástrico.

Libro de registro de la manga gástrica

Fecha : / /

Peso

Consumo de agua
1 Taza = 8 OZ

Medicamentos/suplementos

	bajo	medio	alto
Calidad del sueño	○	○	○
Nivel de energía	○	○	○
Nivel de actividad	○	○	○

Mi estado de ánimo — mal ○○○○○○○○○ bien (normal)

Ejercicio

Notas, objetivos, acontecimientos diarios

Registro de alimentos

Alimentación	Tiempo	Inmediatamente	Después de 1 hora	Después de 3 horas

Realice un seguimiento de su dieta, estado de ánimo, comidas, calorías, medicamentos/suplementos, ejercicio, peso y cirugía de bypass gástrico.

Libro de registro de la manga gástrica

Fecha: / /

Peso

Consumo de agua
1 Taza = 8 OZ

Medicamentos/suplementos

	bajo	medio	alto
Calidad del sueño	○	○	○
Nivel de energía	○	○	○
Nivel de actividad	○	○	○

Mi estado de ánimo — mal ○○○○○○○○○ normal bien

Ejercicio

Notas, objetivos, acontecimientos diarios

Registro de alimentos

Alimentación	Tiempo	Inmediatamente	Después de 1 hora	Después de 3 horas

Realice un seguimiento de su dieta, estado de ánimo, comidas, calorías, medicamentos/suplementos, ejercicio, peso y cirugía de bypass gástrico.

Libro de registro de la manga gástrica

Fecha : / /

Peso

Consumo de agua
1 Taza = 8 OZ

Medicamentos/suplementos

	bajo	medio	alto
Calidad del sueño	○	○	○
Nivel de energía	○	○	○
Nivel de actividad	○	○	○

Mi estado de ánimo — mal ○○○○ normal ○○○ bien ○○

Ejercicio

Notas, objetivos, acontecimientos diarios

Registro de alimentos

Alimentación	Tiempo	Inmediatamente	Después de 1 hora	Después de 3 horas

Realice un seguimiento de su dieta, estado de ánimo, comidas, calorías, medicamentos/suplementos, ejercicio, peso y cirugía de bypass gástrico.

Libro de registro de la manga gástrica

Fecha : / /

Peso

Consumo de agua
1 Taza = 8 OZ

Medicamentos/suplementos

	bajo	medio	alto
Calidad del sueño	○	○	○
Nivel de energía	○	○	○
Nivel de actividad	○	○	○

Mi estado de ánimo   mal   normal   bien
○○○○○○○○○

Ejercicio

Notas, objetivos, acontecimientos diarios

Registro de alimentos

Alimentación	Tiempo	Inmediatamente	Después de 1 hora	Después de 3 horas

Realice un seguimiento de su dieta, estado de ánimo, comidas, calorías, medicamentos/suplementos, ejercicio, peso y cirugía de bypass gástrico.

Libro de registro de la manga gástrica

Fecha: / /

Peso

Consumo de agua
1 Taza = 8 OZ

Medicamentos/suplementos

	bajo	medio	alto
Calidad del sueño	○	○	○
Nivel de energía	○	○	○
Nivel de actividad	○	○	○

Mi estado de ánimo — mal ○○○○○○○○○ bien (normal)

Ejercicio

Notas, objetivos, acontecimientos diarios

Registro de alimentos

Alimentación	Tiempo	Inmediatamente	Después de 1 hora	Después de 3 horas

Realice un seguimiento de su dieta, estado de ánimo, comidas, calorías, medicamentos/suplementos, ejercicio, peso y cirugía de bypass gástrico.

Libro de registro de la manga gástrica

Fecha : / /

Peso

Consumo de agua
1 Taza = 8 OZ

Medicamentos/suplementos
_____
_____
_____

	bajo	medio	alto
Calidad del sueño	○	○	○
Nivel de energía	○	○	○
Nivel de actividad	○	○	○

Mi estado de ánimo mal ○○○○○○○○○ bien (normal)

Ejercicio
_____
_____
_____
_____
_____
_____

Notas, objetivos, acontecimientos diarios
_____
_____
_____
_____
_____
_____
_____
_____

Registro de alimentos

Alimentación	Tiempo	Inmediatamente	Después de 1 hora	Después de 3 horas

Realice un seguimiento de su dieta, estado de ánimo, comidas, calorías, medicamentos/suplementos, ejercicio, peso y cirugía de bypass gástrico.

Libro de registro de la manga gástrica

Fecha : / /

Peso

Consumo de agua
1 Taza = 8 OZ

Medicamentos/suplementos

	bajo	medio	alto
Calidad del sueño	○	○	○
Nivel de energía	○	○	○
Nivel de actividad	○	○	○

Mi estado de ánimo — mal ○○○○○○○○○ bien (normal en el centro)

Ejercicio

Notas, objetivos, acontecimientos diarios

Registro de alimentos

Alimentación	Tiempo	Inmediatamente	Después de 1 hora	Después de 3 horas

Realice un seguimiento de su dieta, estado de ánimo, comidas, calorías, medicamentos/suplementos, ejercicio, peso y cirugía de bypass gástrico.

Libro de registro de la manga gástrica

Fecha : / /

Peso

Consumo de agua
1 Taza = 8 OZ

Medicamentos/suplementos

	bajo	medio	alto
Calidad del sueño	○	○	○
Nivel de energía	○	○	○
Nivel de actividad	○	○	○

Mi estado de ánimo — mal ○○○○ normal ○○○ bien ○○

Ejercicio

Notas, objetivos, acontecimientos diarios

Registro de alimentos

Alimentación	Tiempo	Inmediatamente	Después de 1 hora	Después de 3 horas

Realice un seguimiento de su dieta, estado de ánimo, comidas, calorías, medicamentos/suplementos, ejercicio, peso y cirugía de bypass gástrico.

Libro de registro de la manga gástrica

Fecha : / /
Peso

Consumo de agua
1 Taza = 8 OZ

Medicamentos/suplementos

	bajo	medio	alto
Calidad del sueño	○	○	○
Nivel de energía	○	○	○
Nivel de actividad	○	○	○

Mi estado de ánimo mal ○○○○ normal ○○○○ bien ○

Ejercicio

Notas, objetivos, acontecimientos diarios

Registro de alimentos

Alimentación	Tiempo	Inmediatamente	Después de 1 hora	Después de 3 horas

Realice un seguimiento de su dieta, estado de ánimo, comidas, calorías, medicamentos/suplementos, ejercicio, peso y cirugía de bypass gástrico.

Libro de registro de la manga gástrica

Fecha : / /

Peso

Consumo de agua
1 Taza = 8 OZ

Medicamentos/suplementos
_____
_____
_____

	bajo	medio	alto
Calidad del sueño	○	○	○
Nivel de energía	○	○	○
Nivel de actividad	○	○	○

Mi estado de ánimo mal ○○○○○○○○○ bien (normal)

Ejercicio
_____
_____
_____
_____
_____
_____

Notas, objetivos, acontecimientos diarios
_____
_____
_____
_____
_____
_____

Registro de alimentos

Alimentación	Tiempo	Inmediatamente	Después de 1 hora	Después de 3 horas

Realice un seguimiento de su dieta, estado de ánimo, comidas, calorías, medicamentos/suplementos, ejercicio, peso y cirugía de bypass gástrico.

Libro de registro de la manga gástrica

Fecha : / /

Peso

Consumo de agua
1 Taza = 8 OZ

Medicamentos/suplementos

	bajo	medio	alto
Calidad del sueño	○	○	○
Nivel de energía	○	○	○
Nivel de actividad	○	○	○

Mi estado de ánimo — mal ○○○○○○○○○ bien (normal)

Ejercicio

Notas, objetivos, acontecimientos diarios

Registro de alimentos

Alimentación	Tiempo	Inmediatamente	Después de 1 hora	Después de 3 horas

Realice un seguimiento de su dieta, estado de ánimo, comidas, calorías, medicamentos/suplementos, ejercicio, peso y cirugía de bypass gástrico.

Libro de registro de la manga gástrica

Fecha: / /
Peso

Consumo de agua

1 Taza = 8 OZ

Medicamentos/suplementos

	bajo	medio	alto
Calidad del sueño	○	○	○
Nivel de energía	○	○	○
Nivel de actividad	○	○	○

Mi estado de ánimo   mal   normal   bien
○○○○○○○○○

Ejercicio

Notas, objetivos, acontecimientos diarios

Registro de alimentos

Alimentación	Tiempo	Inmediatamente	Después de 1 hora	Después de 3 horas

Realice un seguimiento de su dieta, estado de ánimo, comidas, calorías, medicamentos/suplementos, ejercicio, peso y cirugía de bypass gástrico.

Libro de registro de la manga gástrica

Fecha : / /	**Medicamentos/suplementos**
Peso	

Consumo de agua
1 Taza = 8 OZ

	bajo	medio	alto
Calidad del sueño	○	○	○
Nivel de energía	○	○	○
Nivel de actividad	○	○	○

Mi estado de ánimo mal ○○○○ normal ○○○○ bien ○

Ejercicio

Notas, objetivos, acontecimientos diarios

Registro de alimentos

Alimentación	Tiempo	Inmediatamente	Después de 1 hora	Después de 3 horas

Realice un seguimiento de su dieta, estado de ánimo, comidas, calorías, medicamentos/suplementos, ejercicio, peso y cirugía de bypass gástrico.

Libro de registro de la manga gástrica

Fecha : / /

Peso

Medicamentos/suplementos

Consumo de agua
1 Taza = 8 OZ

	bajo	medio	alto
Calidad del sueño	○	○	○
Nivel de energía	○	○	○
Nivel de actividad	○	○	○

Mi estado de ánimo — mal ○○○○ normal ○○○ bien ○○

Ejercicio

Notas, objetivos, acontecimientos diarios

Registro de alimentos

Alimentación	Tiempo	Inmediatamente	Después de 1 hora	Después de 3 horas

Realice un seguimiento de su dieta, estado de ánimo, comidas, calorías, medicamentos/suplementos, ejercicio, peso y cirugía de bypass gástrico.

Libro de registro de la manga gástrica

Fecha : / /

Peso

Consumo de agua
1 Taza = 8 OZ

Medicamentos/suplementos

	bajo	medio	alto
Calidad del sueño	○	○	○
Nivel de energía	○	○	○
Nivel de actividad	○	○	○

Mi estado de ánimo — mal ○○○○ normal ○○○ bien ○○

Ejercicio

Notas, objetivos, acontecimientos diarios

Registro de alimentos

Alimentación	Tiempo	Inmediatamente	Después de 1 hora	Después de 3 horas

Realice un seguimiento de su dieta, estado de ánimo, comidas, calorías, medicamentos/suplementos, ejercicio, peso y cirugía de bypass gástrico.

Libro de registro de la manga gástrica

Fecha : / /
Peso

Consumo de agua

1 Taza = 8 OZ

Medicamentos/suplementos

	bajo	medio	alto
Calidad del sueño	○	○	○
Nivel de energía	○	○	○
Nivel de actividad	○	○	○

Mi estado de ánimo   mal normal bien
○○○○○○○○○

Ejercicio

Notas, objetivos, acontecimientos diarios

Registro de alimentos

Alimentación	Tiempo	Inmediatamente	Después de 1 hora	Después de 3 horas

Realice un seguimiento de su dieta, estado de ánimo, comidas, calorías, medicamentos/suplementos, ejercicio, peso y cirugía de bypass gástrico.

Libro de registro de la manga gástrica

Fecha: / /

Peso

Consumo de agua
1 Taza = 8 OZ

Medicamentos/suplementos

	bajo	medio	alto
Calidad del sueño	○	○	○
Nivel de energía	○	○	○
Nivel de actividad	○	○	○

Mi estado de ánimo — mal ○○○○○○○○○ bien (normal)

Ejercicio

Notas, objetivos, acontecimientos diarios

Registro de alimentos

Alimentación	Tiempo	Inmediatamente	Después de 1 hora	Después de 3 horas

Realice un seguimiento de su dieta, estado de ánimo, comidas, calorías, medicamentos/suplementos, ejercicio, peso y cirugía de bypass gástrico.

Libro de registro de la manga gástrica

Fecha: / /

Peso

Consumo de agua
1 Taza = 8 OZ

Medicamentos/suplementos

	bajo	medio	alto
Calidad del sueño	○	○	○
Nivel de energía	○	○	○
Nivel de actividad	○	○	○

Mi estado de ánimo — mal ○○○○ normal ○○○ bien ○○

Ejercicio

Notas, objetivos, acontecimientos diarios

Registro de alimentos

Alimentación	Tiempo	Inmediatamente	Después de 1 hora	Después de 3 horas

Realice un seguimiento de su dieta, estado de ánimo, comidas, calorías, medicamentos/suplementos, ejercicio, peso y cirugía de bypass gástrico.

Libro de registro de la manga gástrica

Fecha : / /

Peso

Consumo de agua
1 Taza = 8 OZ

Medicamentos/suplementos

	bajo	medio	alto
Calidad del sueño	○	○	○
Nivel de energía	○	○	○
Nivel de actividad	○	○	○

Mi estado de ánimo mal — normal — bien ○○○○○○○○○

Ejercicio

Notas, objetivos, acontecimientos diarios

Registro de alimentos

Alimentación	Tiempo	Inmediatamente	Después de 1 hora	Después de 3 horas

Realice un seguimiento de su dieta, estado de ánimo, comidas, calorías, medicamentos/suplementos, ejercicio, peso y cirugía de bypass gástrico.

Libro de registro de la manga gástrica

Fecha: / /

Peso

Consumo de agua
1 Taza = 8 OZ

Medicamentos/suplementos

	bajo	medio	alto
Calidad del sueño	○	○	○
Nivel de energía	○	○	○
Nivel de actividad	○	○	○

Mi estado de ánimo — mal ○○○○ normal ○○○ bien ○○

Ejercicio

Notas, objetivos, acontecimientos diarios

Registro de alimentos

Alimentación	Tiempo	Inmediatamente	Después de 1 hora	Después de 3 horas

Realice un seguimiento de su dieta, estado de ánimo, comidas, calorías, medicamentos/suplementos, ejercicio, peso y cirugía de bypass gástrico.

Libro de registro de la manga gástrica

Fecha: / /

Peso

Consumo de agua
1 Taza = 8 OZ

Medicamentos/suplementos

	bajo	medio	alto
Calidad del sueño	○	○	○
Nivel de energía	○	○	○
Nivel de actividad	○	○	○

Mi estado de ánimo — mal ○○○○ normal ○○○ bien ○○

Ejercicio

Notas, objetivos, acontecimientos diarios

Registro de alimentos

Alimentación	Tiempo	Inmediatamente	Después de 1 hora	Después de 3 horas

Realice un seguimiento de su dieta, estado de ánimo, comidas, calorías, medicamentos/suplementos, ejercicio, peso y cirugía de bypass gástrico.

Libro de registro de la manga gástrica

Fecha : / /

Peso

Consumo de agua
1 Taza = 8 OZ

Medicamentos/suplementos
_____
_____
_____
_____

	bajo	medio	alto
Calidad del sueño	○	○	○
Nivel de energía	○	○	○
Nivel de actividad	○	○	○

Mi estado de ánimo   mal ○○○○○○○○○ bien (normal en el medio)

Ejercicio
_____
_____
_____
_____
_____
_____

Notas, objetivos, acontecimientos diarios
_____
_____
_____
_____
_____
_____
_____

Registro de alimentos

Alimentación	Tiempo	Inmediatamente	Después de 1 hora	Después de 3 horas

Realice un seguimiento de su dieta, estado de ánimo, comidas, calorías, medicamentos/suplementos, ejercicio, peso y cirugía de bypass gástrico.

Libro de registro de la manga gástrica

Fecha : / /

Peso

Consumo de agua
1 Taza = 8 OZ

Medicamentos/suplementos

	bajo	medio	alto
Calidad del sueño	○	○	○
Nivel de energía	○	○	○
Nivel de actividad	○	○	○

Mi estado de ánimo — mal ○○○○○○○○○ bien (normal)

Ejercicio

Notas, objetivos, acontecimientos diarios

Registro de alimentos

Alimentación	Tiempo	Inmediatamente	Después de 1 hora	Después de 3 horas

Realice un seguimiento de su dieta, estado de ánimo, comidas, calorías, medicamentos/suplementos, ejercicio, peso y cirugía de bypass gástrico.

Libro de registro de la manga gástrica

Fecha : / /

Peso

Consumo de agua
1 Taza = 8 OZ

Medicamentos/suplementos

	bajo	medio	alto
Calidad del sueño	○	○	○
Nivel de energía	○	○	○
Nivel de actividad	○	○	○

Mi estado de ánimo   mal ○○○○○○○○○ bien (normal al centro)

Ejercicio

Notas, objetivos, acontecimientos diarios

Registro de alimentos

Alimentación	Tiempo	Inmediatamente	Después de 1 hora	Después de 3 horas

Realice un seguimiento de su dieta, estado de ánimo, comidas, calorías, medicamentos/suplementos, ejercicio, peso y cirugía de bypass gástrico.

Libro de registro de la manga gástrica

Fecha: / /

Peso

Consumo de agua
1 Taza = 8 OZ

Medicamentos/suplementos

	bajo	medio	alto
Calidad del sueño	○	○	○
Nivel de energía	○	○	○
Nivel de actividad	○	○	○

Mi estado de ánimo — mal ○○○○○○○○○ bien (normal al centro)

Ejercicio

Notas, objetivos, acontecimientos diarios

Registro de alimentos

Alimentación	Tiempo	Inmediatamente	Después de 1 hora	Después de 3 horas

Realice un seguimiento de su dieta, estado de ánimo, comidas, calorías, medicamentos/suplementos, ejercicio, peso y cirugía de bypass gástrico.

Libro de registro de la manga gástrica

Fecha: / /

Peso

Consumo de agua
1 Taza = 8 OZ

Medicamentos/suplementos

	bajo	medio	alto
Calidad del sueño	○	○	○
Nivel de energía	○	○	○
Nivel de actividad	○	○	○

Mi estado de ánimo mal normal bien
○○○○○○○○○

Ejercicio

Notas, objetivos, acontecimientos diarios

Registro de alimentos

Alimentación	Tiempo	Inmediatamente	Después de 1 hora	Después de 3 horas

Realice un seguimiento de su dieta, estado de ánimo, comidas, calorías, medicamentos/suplementos, ejercicio, peso y cirugía de bypass gástrico.

Libro de registro de la manga gástrica

Fecha : / /

Peso

Consumo de agua
1 Taza = 8 OZ

Medicamentos/suplementos

	bajo	medio	alto
Calidad del sueño	○	○	○
Nivel de energía	○	○	○
Nivel de actividad	○	○	○

Mi estado de ánimo — mal ○○○○ normal ○○○○ bien ○

Ejercicio

Notas, objetivos, acontecimientos diarios

Registro de alimentos

Alimentación	Tiempo	Inmediatamente	Después de 1 hora	Después de 3 horas

Realice un seguimiento de su dieta, estado de ánimo, comidas, calorías, medicamentos/suplementos, ejercicio, peso y cirugía de bypass gástrico.

Libro de registro de la manga gástrica

Fecha : / /

Peso

Consumo de agua
1 Taza = 8 OZ

Medicamentos/suplementos

	bajo	medio	alto
Calidad del sueño	○	○	○
Nivel de energía	○	○	○
Nivel de actividad	○	○	○

Mi estado de ánimo mal ○○○○○○○○○ bien (normal en el medio)

Ejercicio

Notas, objetivos, acontecimientos diarios

Registro de alimentos

Alimentación	Tiempo	Inmediatamente	Después de 1 hora	Después de 3 horas

Realice un seguimiento de su dieta, estado de ánimo, comidas, calorías, medicamentos/suplementos, ejercicio, peso y cirugía de bypass gástrico.

Libro de registro de la manga gástrica

Fecha : / /

Peso

Consumo de agua
1 Taza = 8 OZ

Medicamentos/suplementos

	bajo	medio	alto
Calidad del sueño	○	○	○
Nivel de energía	○	○	○
Nivel de actividad	○	○	○

Mi estado de ánimo — mal ○○○○ normal ○○○ bien ○○

Ejercicio

Notas, objetivos, acontecimientos diarios

Registro de alimentos

Alimentación	Tiempo	Inmediatamente	Después de 1 hora	Después de 3 horas

Realice un seguimiento de su dieta, estado de ánimo, comidas, calorías, medicamentos/suplementos, ejercicio, peso y cirugía de bypass gástrico.

Libro de registro de la manga gástrica

Fecha : / /

Peso

Consumo de agua
1 Taza = 8 OZ

Medicamentos/suplementos

	bajo	medio	alto
Calidad del sueño	○	○	○
Nivel de energía	○	○	○
Nivel de actividad	○	○	○

Mi estado de ánimo — mal ○○○○○○○○○ bien (normal en medio)

Ejercicio

Notas, objetivos, acontecimientos diarios

Registro de alimentos

Alimentación	Tiempo	Inmediatamente	Después de 1 hora	Después de 3 horas

Realice un seguimiento de su dieta, estado de ánimo, comidas, calorías, medicamentos/suplementos, ejercicio, peso y cirugía de bypass gástrico.

Libro de registro de la manga gástrica

Fecha : / /

Peso

Consumo de agua
1 Taza = 8 OZ

Medicamentos/suplementos

	bajo	medio	alto
Calidad del sueño	○	○	○
Nivel de energía	○	○	○
Nivel de actividad	○	○	○

Mi estado de ánimo — mal ○○○○○○○○○ bien (normal en el centro)

Ejercicio

Notas, objetivos, acontecimientos diarios

Registro de alimentos

Alimentación	Tiempo	Inmediatamente	Después de 1 hora	Después de 3 horas

Realice un seguimiento de su dieta, estado de ánimo, comidas, calorías, medicamentos/suplementos, ejercicio, peso y cirugía de bypass gástrico.

Libro de registro de la manga gástrica

Fecha : / /

Peso

Consumo de agua
1 Taza = 8 OZ

Medicamentos/suplementos

	bajo	medio	alto
Calidad del sueño	○	○	○
Nivel de energía	○	○	○
Nivel de actividad	○	○	○

Mi estado de ánimo   mal normal bien
○○○○○○○○○

Ejercicio

Notas, objetivos, acontecimientos diarios

Registro de alimentos

Alimentación	Tiempo	Inmediatamente	Después de 1 hora	Después de 3 horas

Realice un seguimiento de su dieta, estado de ánimo, comidas, calorías, medicamentos/suplementos, ejercicio, peso y cirugía de bypass gástrico.

Libro de registro de la manga gástrica

Fecha: / /

Peso

Consumo de agua
1 Taza = 8 OZ

Medicamentos/suplementos

	bajo	medio	alto
Calidad del sueño	○	○	○
Nivel de energía	○	○	○
Nivel de actividad	○	○	○

Mi estado de ánimo — mal ○○○○○○○○○ bien (normal)

Ejercicio

Notas, objetivos, acontecimientos diarios

Registro de alimentos

Alimentación	Tiempo	Inmediatamente	Después de 1 hora	Después de 3 horas

Realice un seguimiento de su dieta, estado de ánimo, comidas, calorías, medicamentos/suplementos, ejercicio, peso y cirugía de bypass gástrico.

Libro de registro de la manga gástrica

Fecha: / /

Peso

Consumo de agua
1 Taza = 8 OZ

Medicamentos/suplementos

	bajo	medio	alto
Calidad del sueño	○	○	○
Nivel de energía	○	○	○
Nivel de actividad	○	○	○

Mi estado de ánimo — mal ○○○○○○○○○ bien (normal)

Ejercicio

Notas, objetivos, acontecimientos diarios

Registro de alimentos

Alimentación	Tiempo	Inmediatamente	Después de 1 hora	Después de 3 horas

Realice un seguimiento de su dieta, estado de ánimo, comidas, calorías, medicamentos/suplementos, ejercicio, peso y cirugía de bypass gástrico.

Libro de registro de la manga gástrica

Fecha : / /
Peso

Consumo de agua
1 Taza = 8 OZ

Medicamentos/suplementos

	bajo	medio	alto
Calidad del sueño	○	○	○
Nivel de energía	○	○	○
Nivel de actividad	○	○	○

Mi estado de ánimo   mal ○○○○ normal ○○○○ bien ○

Ejercicio

Notas, objetivos, acontecimientos diarios

Registro de alimentos

Alimentación	Tiempo	Inmediatamente	Después de 1 hora	Después de 3 horas

Realice un seguimiento de su dieta, estado de ánimo, comidas, calorías, medicamentos/suplementos, ejercicio, peso y cirugía de bypass gástrico.

Libro de registro de la manga gástrica

Fecha : / /

Peso

Consumo de agua
1 Taza = 8 OZ

Medicamentos/suplementos

	bajo	medio	alto
Calidad del sueño	○	○	○
Nivel de energía	○	○	○
Nivel de actividad	○	○	○

Mi estado de ánimo   mal ○○○○○○○○○ bien (normal en el centro)

Ejercicio

Notas, objetivos, acontecimientos diarios

Registro de alimentos

Alimentación	Tiempo	Inmediatamente	Después de 1 hora	Después de 3 horas

Realice un seguimiento de su dieta, estado de ánimo, comidas, calorías, medicamentos/suplementos, ejercicio, peso y cirugía de bypass gástrico.

Libro de registro de la manga gástrica

Fecha : / /

Peso

Consumo de agua
1 Taza = 8 OZ

Medicamentos/suplementos

	bajo	medio	alto
Calidad del sueño	○	○	○
Nivel de energía	○	○	○
Nivel de actividad	○	○	○

Mi estado de ánimo — mal ○○○○○○○○○ bien (normal)

Ejercicio

Notas, objetivos, acontecimientos diarios

Registro de alimentos

Alimentación	Tiempo	Inmediatamente	Después de 1 hora	Después de 3 horas

Realice un seguimiento de su dieta, estado de ánimo, comidas, calorías, medicamentos/suplementos, ejercicio, peso y cirugía de bypass gástrico.

Libro de registro de la manga gástrica

Fecha : / /

Peso

Consumo de agua

1 Taza = 8 OZ

Medicamentos/suplementos

	bajo	medio	alto
Calidad del sueño	○	○	○
Nivel de energía	○	○	○
Nivel de actividad	○	○	○

Mi estado de ánimo mal ○○○○ normal ○○○ bien ○○

Ejercicio

Notas, objetivos, acontecimientos diarios

Registro de alimentos

Alimentación	Tiempo	Inmediatamente	Después de 1 hora	Después de 3 horas

Realice un seguimiento de su dieta, estado de ánimo, comidas, calorías, medicamentos/suplementos, ejercicio, peso y cirugía de bypass gástrico.

Libro de registro de la manga gástrica

Fecha : / /

Peso

Consumo de agua
1 Taza = 8 OZ

Medicamentos/suplementos

	bajo	medio	alto
Calidad del sueño	○	○	○
Nivel de energía	○	○	○
Nivel de actividad	○	○	○

Mi estado de ánimo — mal ○○○○ normal ○○○ bien ○○

Ejercicio

Notas, objetivos, acontecimientos diarios

Registro de alimentos

Alimentación	Tiempo	Inmediatamente	Después de 1 hora	Después de 3 horas

Realice un seguimiento de su dieta, estado de ánimo, comidas, calorías, medicamentos/suplementos, ejercicio, peso y cirugía de bypass gástrico.

Libro de registro de la manga gástrica

Fecha: / /

Peso

Consumo de agua
1 Taza = 8 OZ

Medicamentos/suplementos

	bajo	medio	alto
Calidad del sueño	○	○	○
Nivel de energía	○	○	○
Nivel de actividad	○	○	○

Mi estado de ánimo: mal ○○○○○○○○○ bien (normal)

Ejercicio

Notas, objetivos, acontecimientos diarios

Registro de alimentos

Alimentación	Tiempo	Inmediatamente	Después de 1 hora	Después de 3 horas

Realice un seguimiento de su dieta, estado de ánimo, comidas, calorías, medicamentos/suplementos, ejercicio, peso y cirugía de bypass gástrico.

Libro de registro de la manga gástrica

Fecha: / /

Peso

Consumo de agua
1 Taza = 8 OZ

Medicamentos/suplementos

	bajo	medio	alto
Calidad del sueño	○	○	○
Nivel de energía	○	○	○
Nivel de actividad	○	○	○

Mi estado de ánimo mal — normal — bien
○○○○○○○○○

Ejercicio

Notas, objetivos, acontecimientos diarios

Registro de alimentos

Alimentación	Tiempo	Inmediatamente	Después de 1 hora	Después de 3 horas

Realice un seguimiento de su dieta, estado de ánimo, comidas, calorías, medicamentos/suplementos, ejercicio, peso y cirugía de bypass gástrico.

www.ingramcontent.com/pod-product-compliance
Lightning Source LLC
LaVergne TN
LVHW011959070526
838202LV00054B/4966